Juan Guillermo Villa J

Etología aplicada y Bienestar equino

Juan Guillermo Villa J

Etología aplicada y Bienestar equino

Buen trato a los equinos

Editorial Académica Española

Imprint
Any brand names and product names mentioned in this book are subject to trademark, brand or patent protection and are trademarks or registered trademarks of their respective holders. The use of brand names, product names, common names, trade names, product descriptions etc. even without a particular marking in this work is in no way to be construed to mean that such names may be regarded as unrestricted in respect of trademark and brand protection legislation and could thus be used by anyone.

Cover image: www.ingimage.com

Publisher:
Editorial Académica Española
is a trademark of
International Book Market Service Ltd., member of OmniScriptum Publishing Group
17 Meldrum Street, Beau Bassin 71504, Mauritius

Printed at: see last page
ISBN: 978-620-2-16629-4

ETOLOGIA Y BIENESTAR EN EQUINOS

Juan Guillermo Villa J, MV, UCLA-DCV.

corcelvilla@gmail.com   @corcelvilla

INTRODUCCIÓN

Hoy día se aplican una serie de técnicas con la finalidad de iniciar y 1adiestrar a los équidos (equinos y asnales), entre la cual destaca el imprinting, termino que propuso Konrad Lorentz para dar cuenta de la marca sin retorno que impone las primeras experiencias del joven animal y que Robert Miller Médico Veterinario especializado en comportamiento equino asesor de susurradores y en las más prestigiosas universidades de Norteamérica en lo referente a las técnicas de imprinting aplicados a équidos lo estructuró y estandarizó en un procedimiento científico, sencillo y fácil de seguir con excelentes resultados. (Villa 2007ª) No es recomendable utilizar las palabras "amanse o amansar", siendo lo recomendable aplicar el término de "diestro" o "adiestrar" esto es debido a la relación hombre-animal, depredador-presa, depredador-herbívoro. Diestro significa "llevar de la mano"; los animales se adiestran (Ninoska, 2010., Villa, 2009) por lo cual debemos hablar de adiestramiento.

Como se señalo anteriormente estas técnicas son muy utilizadas por personas conocidos como "Susurradores de Caballos", ("Horse Whisperers") y el modo de adiestrar, entrenar y competir un caballo, bajo las reglas de un "Susurrador" es conocido como "Entrenamiento Natural del Caballo" ("Natural Horse Training o Natural Horsemanship"). También se califica a los especialistas en conducta del caballo como "Conductista de caballos" ("Horse Behaviorist") (Evans, 1996)

TÉCNICAS DE IMPRINTING APLICADOS EN POTROS

El "imprinting" se basa en conseguir una tolerancia progresiva a diversos estímulos ambientales con los que el caballo deberá convivir durante toda su vida. El principio de aprendizaje en el que se basan las técnicas de "imprinting" es el de habituación. El proceso de habituación está favorecido de forma especial durante las primeras 2 semanas de vida, que por este motivo reciben el nombre de periodo sensible. Las técnicas de "imprinting" deben realizarse dentro del periodo sensible, sin interferir en el establecimiento de la unión materno-filial entre la yegua y el potro punto que recalca el Dr. Miller en su libro "Imprting Training of hte new born foal, es decir el entrenamiento del potro recién nacido basado en la impresión temprana. El Termino Imprinting palabra inglesa que es sinónimo de apego, troquelado, impresión, deriva de algunas formas de comportamiento típicas de las aves que se desarrolla como resultado de la IMPRONTA; como la rápida adquisición de una preferencia clara y estable por un tipo particular de estimulo, al que se expone el animal, durante un periodo muy breve de su desarrollo, denominado periodo sensible. Maier, 2001.

Imprinting

- En caballos.
  - Proceso de aprendizaje que ocurre muy cercano al nacimiento en el cual se establecen los patrones del comportamiento (Miller 1994).

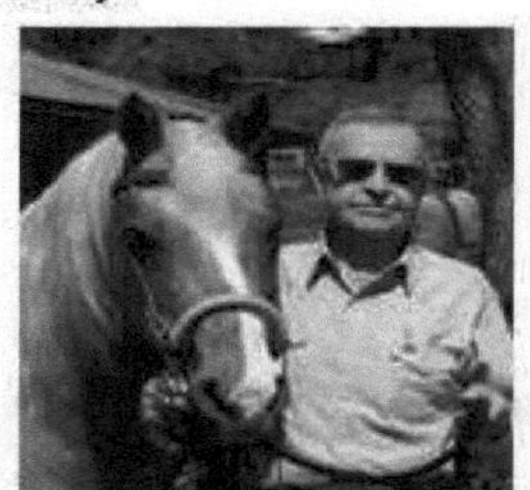

Los ejercicios de "imprinting" se inician tras el parto y se prolongan durante aproximadamente una semana. Cuando el potro cumple dos semanas, no tiene sentido utilizar esta técnica ya que el periodo sensible ha terminado. Durante los primeros días de vida el aprendizaje del potro presenta una enorme plasticidad. De ese modo, si el potro aprende a tolerar un determinado estimulo, lo continuará haciendo una vez convertido en adulto.

Durante los días siguientes al parto el potro debe experimentar con la mayor variedad de estímulos ambientales. Entre otros, el sonido del trafico, la sensación de ser cubierto con una tela o la aplicación de presión en el lugar donde se apoyará la silla de montar resultará en un animal mucho más tolerante y por tanto, menos asustadizo. Existen diferentes técnicas de "imprinting", si bien todas ellas comparten la misma filosofía y metodología general de trabajo.

IMPRINTING
Esquema General Equidos

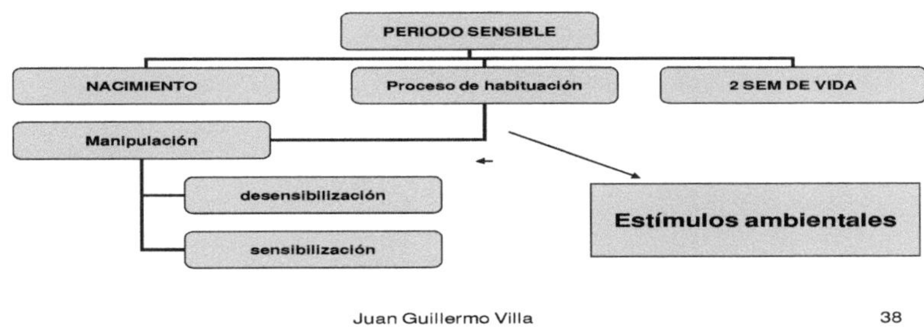

Juan Guillermo Villa   38

Según el esquema anterior en ese periodo sensible que parte de la 6 hora de nacido por experiencia propia luego de 16 años aplicando la técnica hasta la 2 sem de vida, habituó al potro a un proceso de manipulación que en este caso particular desensibilizar todas las partes del cuerpo del potrillo que serán manipuladas con el transcurso de su vida y en especial lo zona perianal y genital, con la finalidad de dejar impreso estas maniobras y facilitar el trabajo reproductivo que será una de tantos abordajes a posterior. La realización de una técnica de Imprinting" no debe nunca entorpecer la interacción de la yegua con el potro. En los minutos posteriores al parto se inicia el proceso que establecerá él vínculo social y afectivo entre la madre y su hijo.

Desensibilización y sensibilización

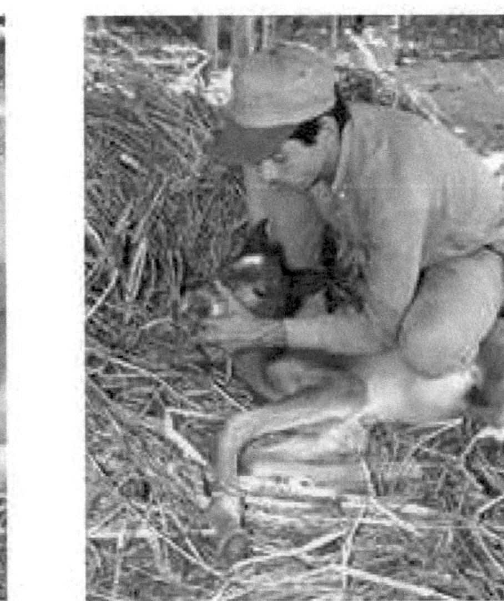

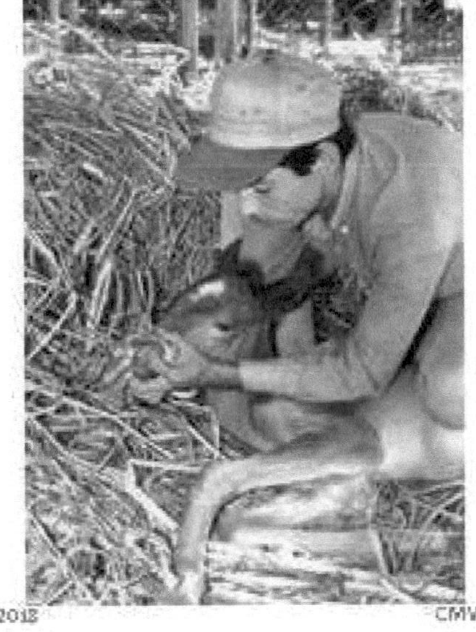

Desensibilización/habituación

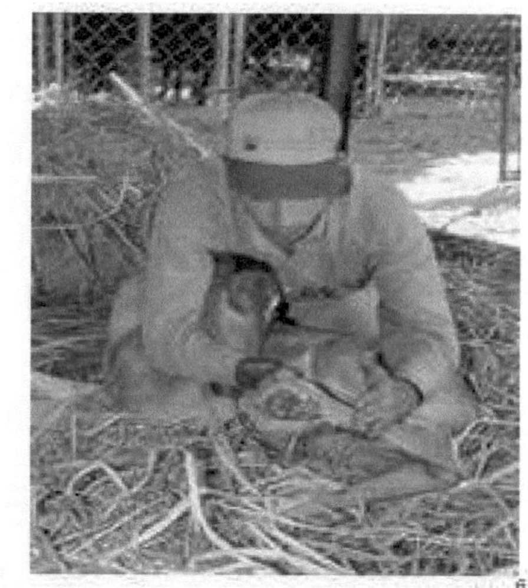

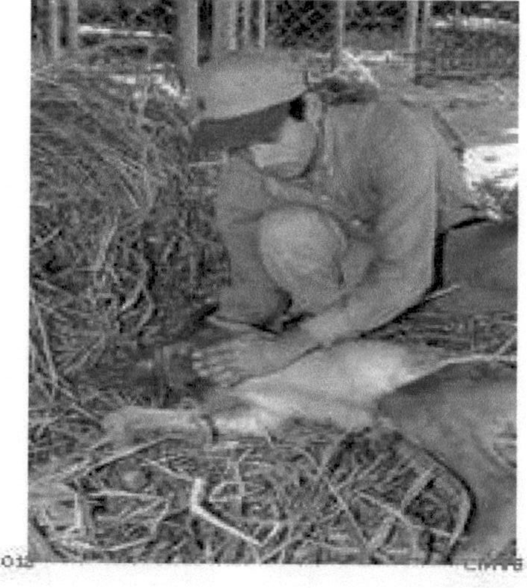

Desensibilización

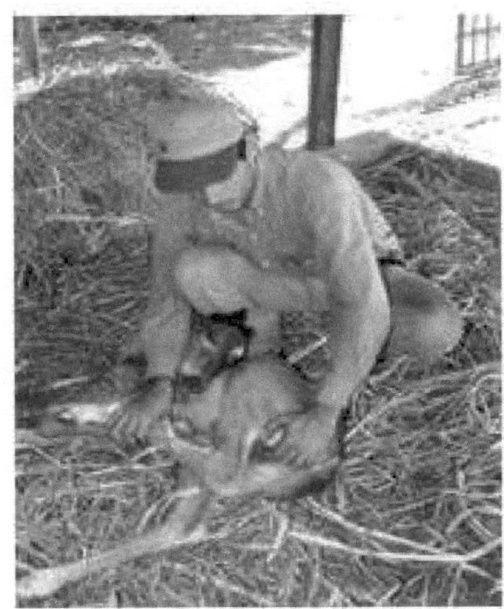

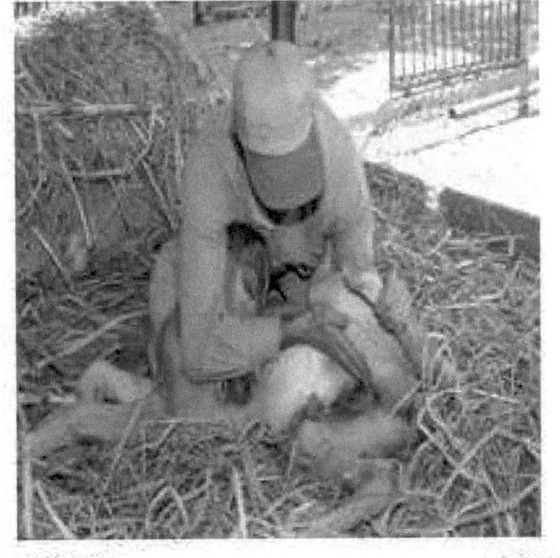

Estado de relajación
repetición lado contrario

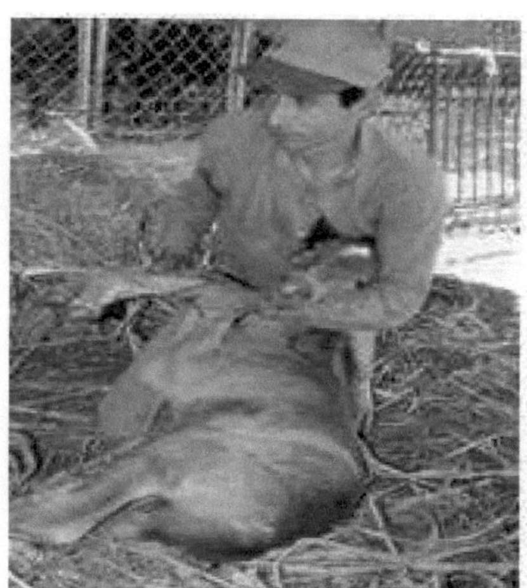
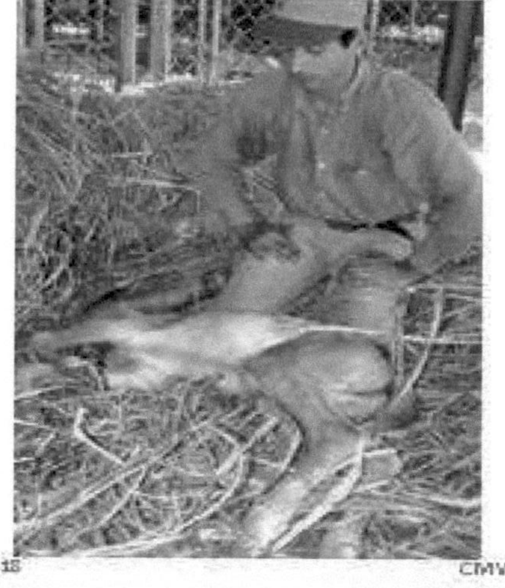

Desensibilización y habituación

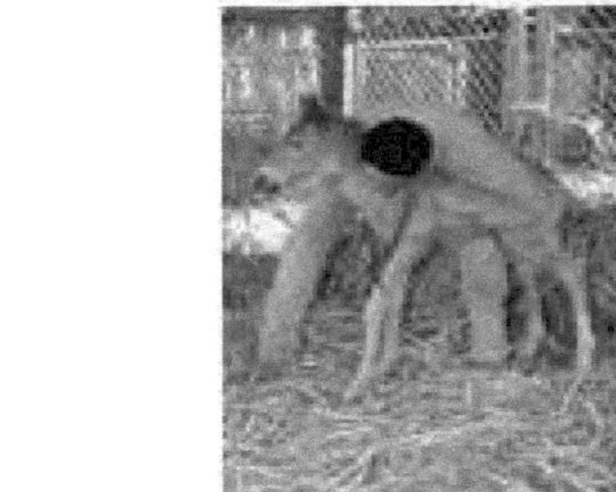

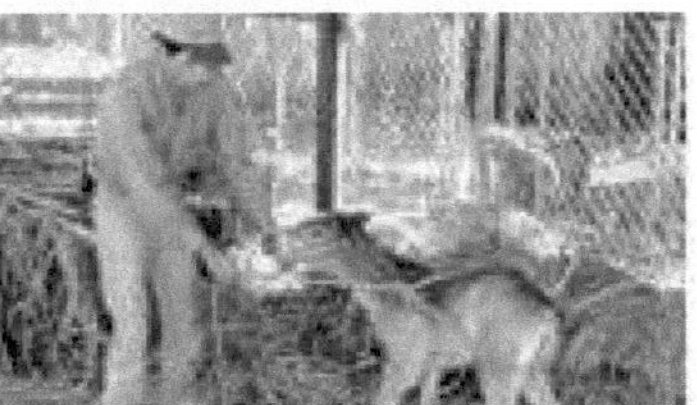

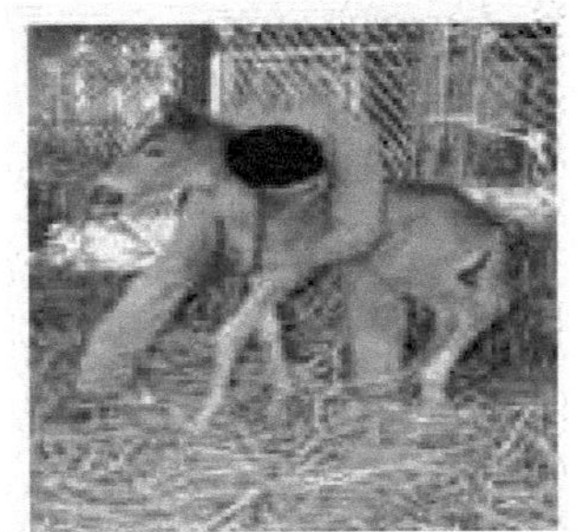

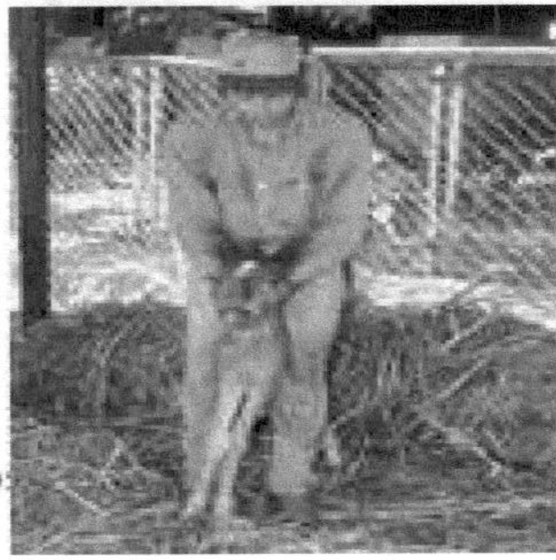

Potro imprintado en feb del 2013 y en feb del 2015 se monto en una hora sin violencia, de su manada

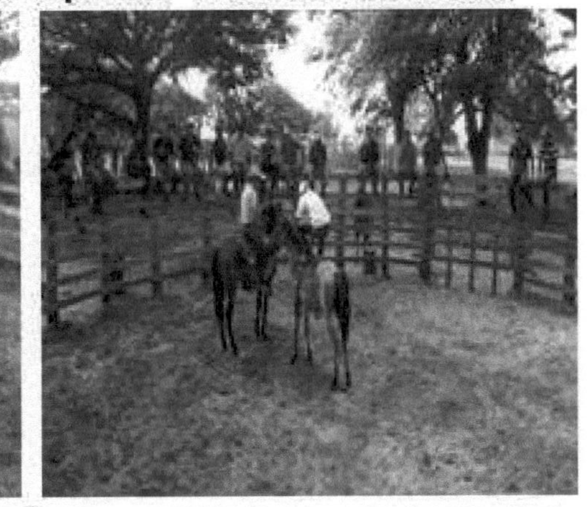

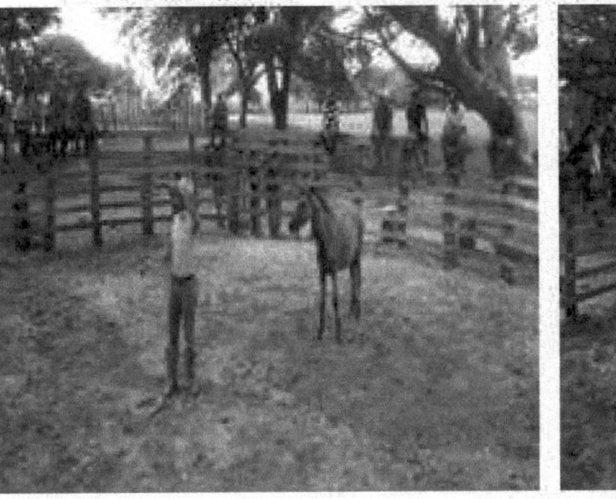

IMPRINTING
Adiestramiento temprano Mulares

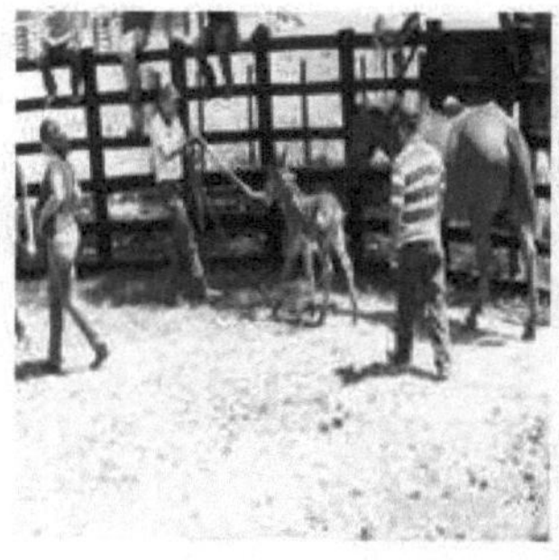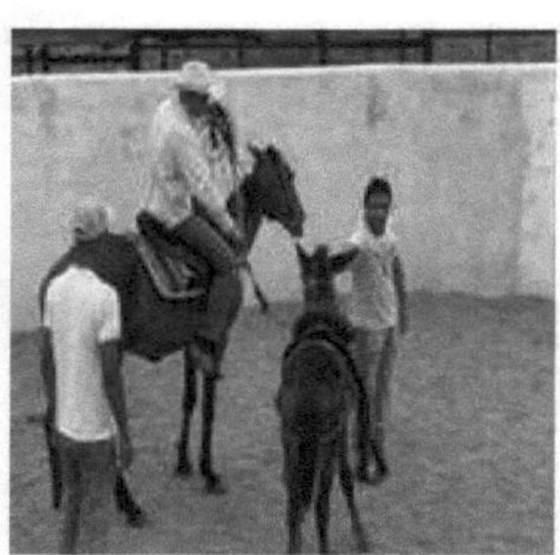

Existe la posibilidad de interferir entre la relación de la madre y el potro. Los únicos casos de abandono y rechazo se han presentado en Yeguas de la raza árabe que nunca han parido y ven al potro recién nacido como algo nuevo y se asustan de él otro tipo de rechazo es por desequilibrios hormonales, por eso es importante esperar que la madre descanse de la labor del parto e identifique al potro, y chequear a través de un examen clínico si el potro está apto para el imprinting.

Es recomendable que lo apliquen los profesionales (Médicos Veterinarios), técnicos u otras personas con amplio conocimiento en la cría, manejo y doma de equinos porque se requiere de mucha constancia, vocación, observación y estudio para obtener óptimos resultados.

Se debe tomar en cuenta, que cada potro es un animal único con sus propias características físicas y psíquicas, por ende hay que saber interpretar la conducta y comportamiento del animal.

Se debe recordar que existe diferencia en cuanto a las razas, tipos de explotación, nivel cultural de criadores y propietarios.

También se habla de experiencias Tempranas enriquecidas o Variadas donde estos potros son menos reactivos al medio artificial que lo rodea, prestando mayor atención a las tareas a posterior. No necesariamente son mas inteligentes sino que han presentado mejor aprendizaje como la habituación de las instalaciones, bretes, transporte, personal ((Sharon&Houp 1988a)

Habituación

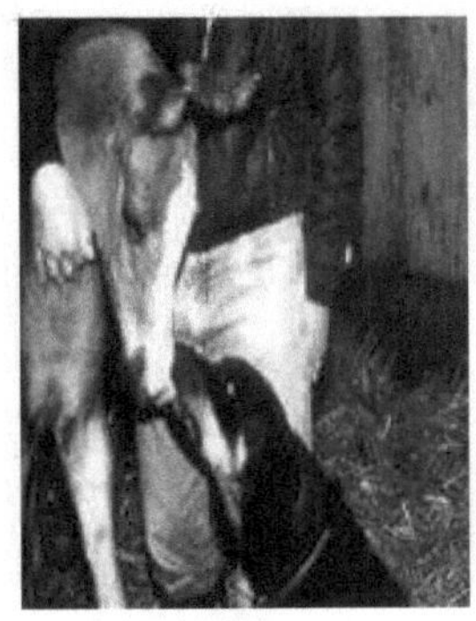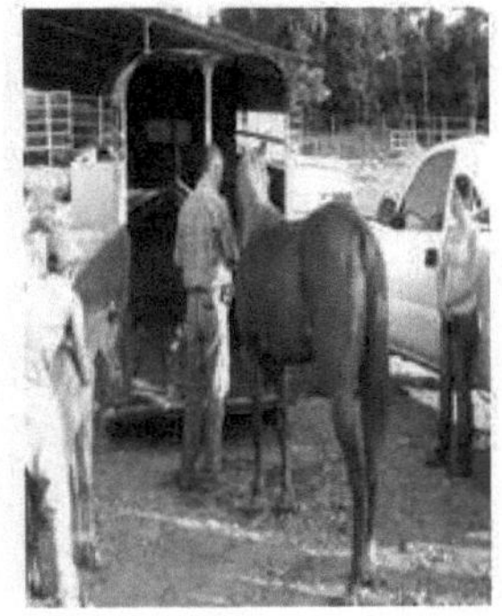

En la primera parte hablamos de la técnica del imprinting aplicados en potros a partir de la 6ʳᵃ hora de nacido bajo condiciones óptimas, pero no siempre están las condiciones dadas y tomaremos en cuenta las diferentes edades del potro para su iniciación o adiestramiento.

En el caso de las yeguas de silla que están paridas podemos aprovechar la interacción dinámica que existe entre ambos. En observaciones de manadas las yeguas y potrillos pasaron más tiempo junto que con cualquier otro individuo. Esta fuerte asociación es más intensa durante la primera semana posterior al nacimiento cuando la yegua y cría permanecen juntas el 90% del tiempo y a menos de 5 metros de distancia, esto nos permite trabajar e iniciar a la cría de 2 maneras:

A partir de los 8 a 10 días cabresteando a ambos lo puede hacer 1 ó 2 personas sean el caso y la situación.

Aplicar la técnica sin interferir en la relación yegua-cria

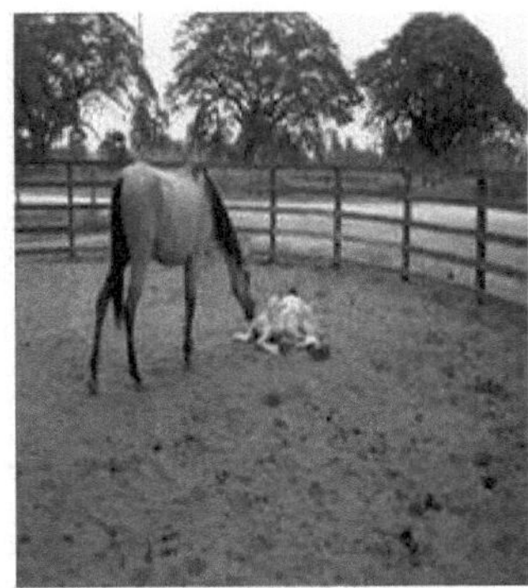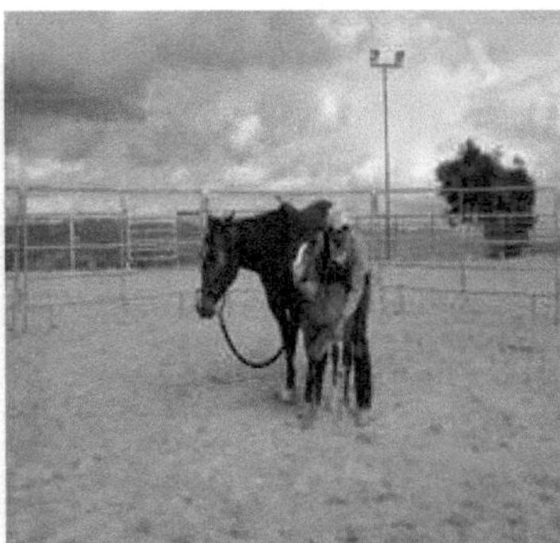

A partir de los 30 días montando la yegua y trabajando el potro desde la montura, teniendo en cuenta la manera de sujetar al potro. (Villa, 2007b)

Adiestramiento racional
Vínculo maternal

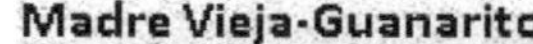

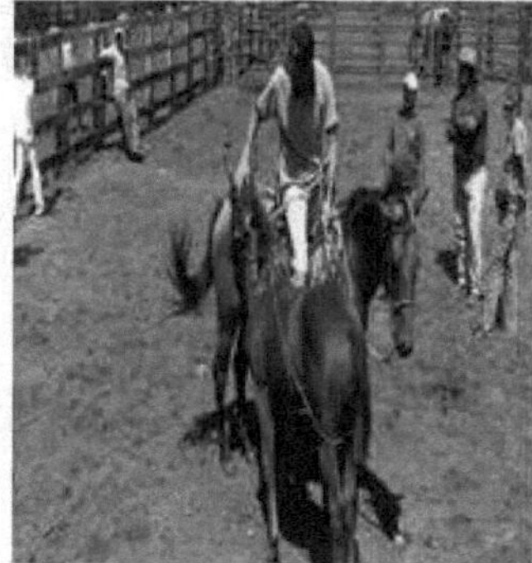
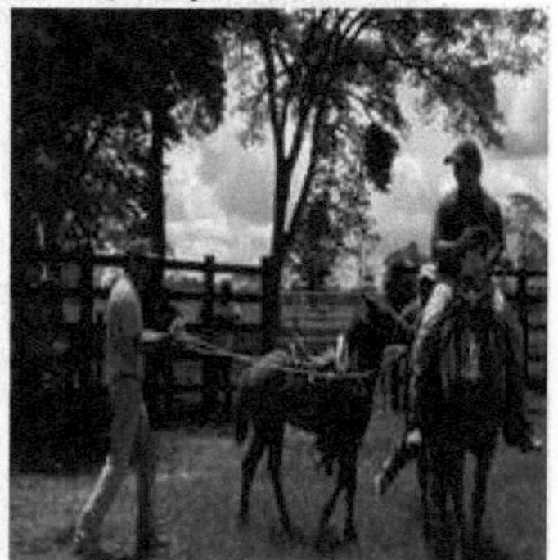

Al destete se pueden iniciar con los métodos de sujeción a la técnica de unión a la Doma racional o natural donde a través de una serie de técnicas ordenadas podremos comunicarnos con el caballo y crear canales de comunicación en un clima agradable y de confianza mutua en un tiempo corto, consiguiendo una calidad de mansedumbre mayor.

Trabajo de un potro de 2 años

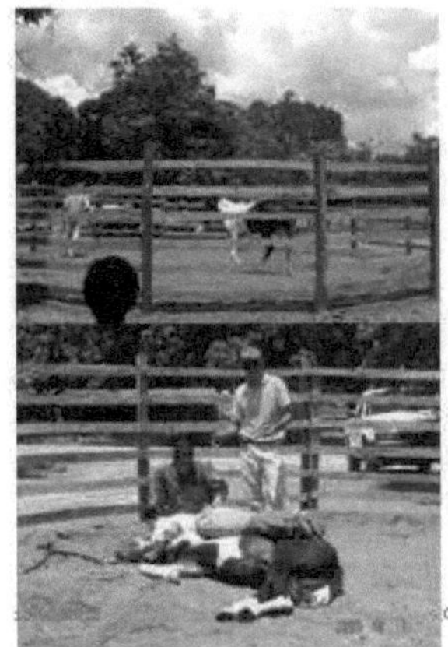

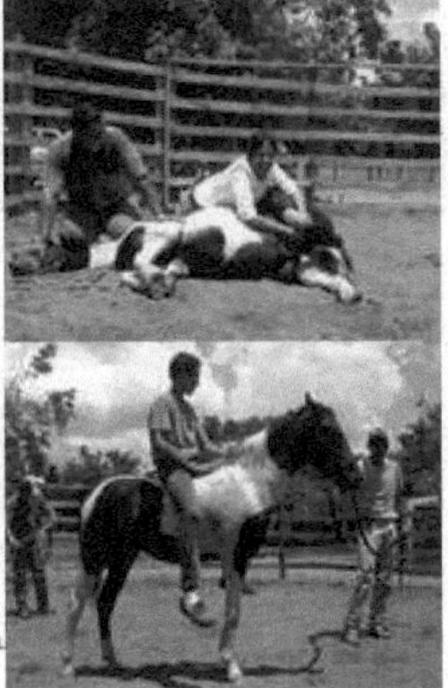

Doma natural en yegua adulta preñada sin amansar

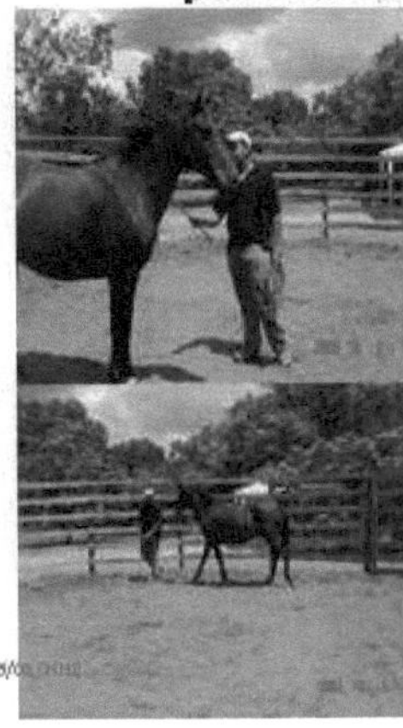

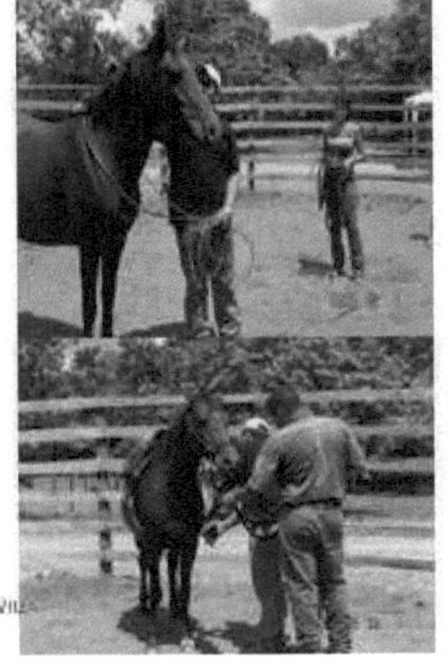

Doma NATURAL en Yegua parida sin amansar

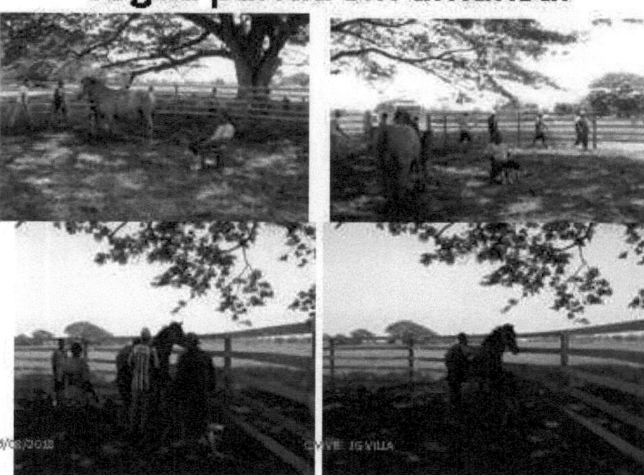

Inmovilidad tónica en potros sin domar en caballos llaneros

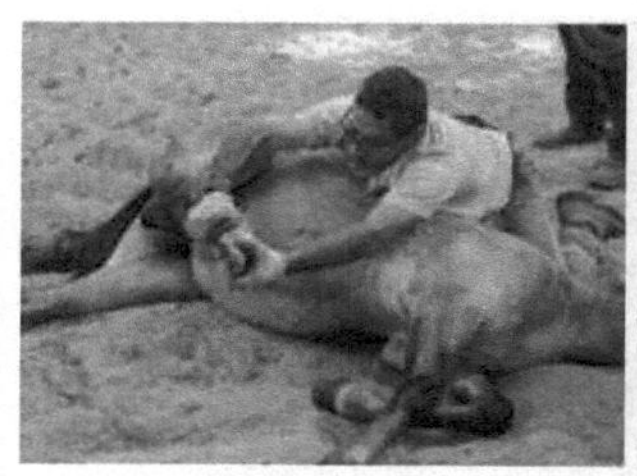

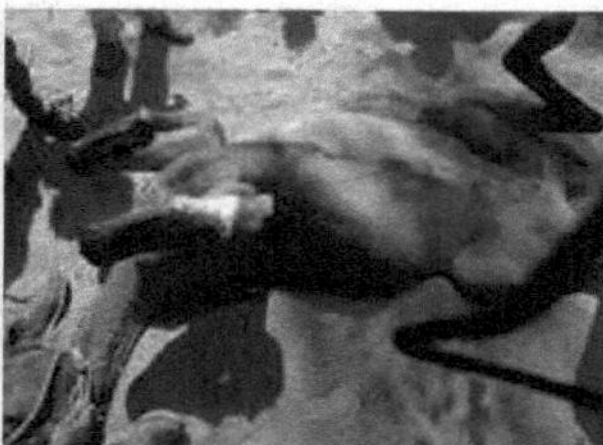

Adiestramiento mulares

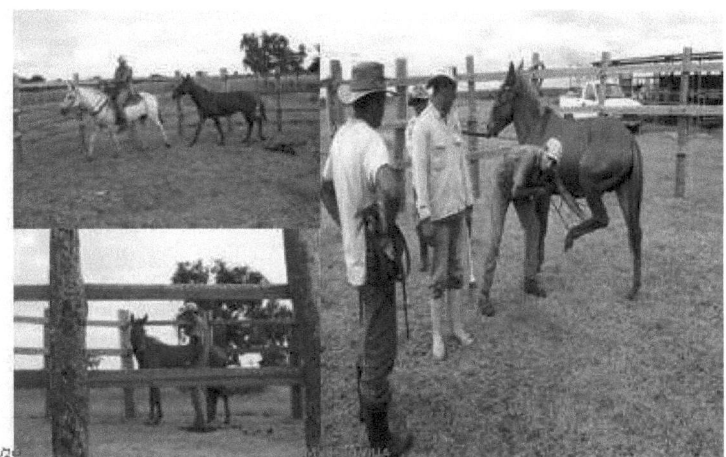

Hay que tener en cuenta que no hay 2 caballos iguales que tienen características propias de la especie y particulares que nunca podremos cambiar. El caballo se comunica a través de relajación y tensión de los músculos, son expertos en leer el lenguaje corporal.

Anatómica y fisiológicamente el caballo está diseñado para correr a alta velocidad, es impresionante saber que corren a una distancia determinada que los hace sentir fuera de peligro que generalmente es la misma 375 metros aproximadamente y una vez que ha corrido su distancia biológica de huida se vuelve sumiso lamiéndose los labios y bajando la cabeza en la mayoría de las veces, como son animales de presa son más perceptibles a todo ya que dependen de este instinto para sobrevivir. Tienen que captar las cosas muy rápidamente para poder huir o reaccionar ante un algo desconocido. De aquí viene su Neofobia (miedo a todo lo nuevo) por eso es importante saber que es un caballo, como utiliza todos sus sentidos, su anatomía y comportamiento como animal de huida.

El caballo es un animal muy sociable, lo que significa que la comprensión de la estructura social de la especie es esencial para obtener un buen entendimiento del caballo que se está tratando. El entendimiento de los principios nos permite determinar la forma en que un problema de aprendizaje se desarrolló o pudo haberse desarrollado y lo que es más importante, nos permite diseñar un programa apropiado de modificación del comportamiento para cada situación en particular.

Como dijimos al principio la Etología, o sea, el estudio biológico del comportamiento animal cumple una función didáctica o una definición mas original (1969) del propio Niko Tingergen , Como el estudio Biológico del comportamiento animal, una formula que estudia tanto el fenómeno observable como el método de estudio (AU 226, pág. 138) ya que se trata de una ciencia totalizadora en cuenta a que son indispensables conocimientos elementales tales como la anatomía, fisiología, genética, endocrinología, estadística y del mundo equino se debe conocer: su estructura social, los principios de aprendizaje, las técnicas para realizar una historia sobre el comportamiento, comportamiento (sexual de las yeguas, reproductor del padrillo, materno), desarrollo del comportamiento, comportamiento de descanso, comportamiento de alimentación, cuales son los vicios de caballeriza y problemas con el tráiler, problemas de comportamiento agresivo, sujeción o inmovilización y problemas de comportamiento de los équidos en general. (Sharon&Houp 1988b)

Hay que tener presente lo extenso e interesante del comportamiento animal y de los équidos en particular, el entender la naturaleza de estos animales y establecer una relación inter específica (hombre – animal) sin violencia, maltrato, dolor, disminuyendo los accidentes a la hora de adiestrarlos, habituarlos e iniciarlos, comunicándonos con su propio lenguaje, corrigiendo los problemas de conducta y creando una conciencia en todas las personas e instituciones relacionadas con el mundo equino, rompiendo paradigmas, estaremos fortaleciendo una industria que genera cuantiosas sumas de dinero y satisfacción propia, sin olvidar su bienestar.

Por esto es importante la aplicación de los métodos de adiestramiento animal que no pongan en peligro el personal y los animales, desde el nacimiento hasta el final de su vida productiva, facilitando su manejo, conducción y traslado. (Stagnaro&Ninoska&Soto-Belloso 2011.)

Ademas es fundamental considerar la aplicación de los tratamientos adecuados a los animales de forma tal que no repercutan en la salud humana. (Villa 2009b). Ya que bajo circunstancias especificas hay regiones del país que consumen de manera ilegal y coloquial carne de caballo sobre todo de centro de hípicos.

Es propicia la ocasión partiendo de las técnicas de adiestramiento temprano que se basan en estudios que de la Etología para estudiar bajo condiciones de trópico en ambientes silvestres o ferales y controlados los modelo de reproducción, la formación y conservación del harén, tropillas o hatajos, su eliminación y demarcación, el cortejo y apareamiento, para poder entender mejor los tipos de apareamiento; natural y por inseminación artificial y tener las herramientas necesarias para abordar los problemas del comportamiento reproductivo como son entre algunos el poco interés o excitación lenta, la falta de eyaculación, desempeño inconsistente, agresión excesiva, masturbación y otros vicios de los padrillos. Ya que los estudios existen se refieren a países de 4 estaciones que influyen en la Reproducción equina.

El Bienestar Animal en Equinos se fundamenta en el Confort, Bienestar físico, Salud y mental. Es Prioridad para la OIE Las BPE Buenas prácticas equinas. Somos responsables del estado de los equinos por ser animales domésticos .Es importante tener en cuenta sus necesidades mínimas o las 5 premisas del BA

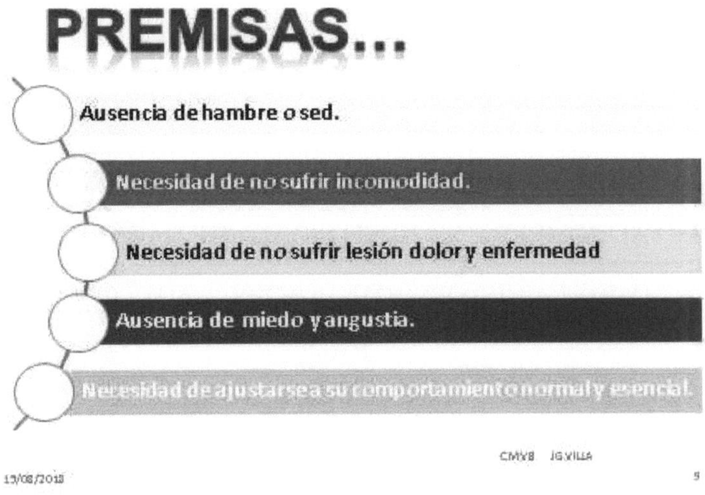

1. Proveer del agua y alimento necesario, protegiendo la salud y teniendo en cuenta el bienestar de los animales sometidos a su cuidado, en forma permanente o temporaria.

2. Prevenir las enfermedades (vacunaciones) y dar atención veterinaria a los animales lesionados o enfermos.

3. Mantener las instalaciones (corrales, alambrados eléctricos, bretes, etc.) en buenas condiciones para que el manejo y la circulación de los animales sea segura (para los empleados también), humanitaria y eficiente.

4. Cuando sea necesaria la muerte de un animal enfermo o lesionado, realizar la eutanasia usando los métodos apropiados y disponer adecuadamente de los restos.

5. Educar al personal sobre métodos eficientes y humanitarios (etológicos) para manejar adecuadamente a los Équidos sin látigos, golpes, gritos, ni violencia.

. NO TIENE SENTIDO NI LOGICA, MALTRATAR A UN SER VIVO TAN VALIOSO AL HOMBRE Y LA HUMANIDAD QUE HA LLEVADO EN SUS LOMOS LA HISTORIA DEL HOMBRE Y SUS LOGROS,

JGVillla.

6. Prestar atención a las necesidades de los animales y prever situaciones anómalas

7. Minimizar el estrés al cargar, transportar y descargar los animales.

8. No tolerar dentro del personal a aquellas personas que maltraten animales.

6. Normas para el bienestar animal-Alimentación.-Alojamiento.-Vacunación.-Desparasitación.-Cuidado dental.-Atención médica.-Recreación.-Compañía y afecto.-Transporte.

7. B.P.E Las Buenas Prácticas Equinas se definen como un medio para incorporar un manejo integrado en los sistemas productivos equinos, en donde se hace referencia a prácticas amigables con la salud animal y la protección del ambiente, dentro de un marco de la producción comercial para alcanzar la sustentabilidad de la producción equina y tiene como objetivo: Establecer parámetros para el manejo técnico de la producción y mantenimiento de équidos, basados en requisitos sanitarios y de bienestar animal.

8. Alimento Inocuo: Es aquel que no causa efectos nocivos en la salud del equino.

Buenas Prácticas en la Alimentación Animal – BPAA: Son los modos de empleo y prácticas recomendadas en la alimentación animal, tendientes a asegurar la inocuidad de los alimentos destinados al consumo animal, minimizando los riesgos físicos, químicos y biológicos que implique un riesgo para la salud de los equinos. Buenas Prácticas en el Uso de Medicamentos Veterinarios: Se define como el cumplimiento de los métodos de empleo oficialmente recomendados para los medicamentos de uso veterinario, de conformidad con la información consignada en el rotulado de los productos aprobados, incluido el tiempo de retiro, cuando los mismos se utilizan bajo condiciones prácticas.

9. Requisitos Sanitarios para Las Instalaciones.

-Estar localizada de acuerdo con el Plan de Ordenamiento Territorial aprobado por el municipio

.-Disponer de cercos, broches, puertas y otros mecanismos con cierres en buen estado, que permitan delimitar la propiedad y limitar el paso de animales ajenos al predio.

10. Contar con potreros o corrales de aislamiento o cuarentena para los animales que requieran tratamiento veterinario y manejo especial. Los establos deben contar con el espacio requerido por cada animal en función de su bienestar. Los pisos deben ser de un material que evite caídas y problemas pódales y facilite la limpieza y el drenaje de excretas.

11. Plan de Saneamiento toda finca debe tener un programa para minimizar y controlarlos riesgos asociados a la producción, a través de la implementación de programas de Saneamiento. Identificar la o las fuentes de agua e implementar acciones para su protección y mantenimiento. Limpieza de instalaciones y áreas según su uso. Manejo de residuos sólidos y líquidos en los sistemas de estabulación. Bodegas que cumplan con todas las características. Plan de manejo sanitario y medidas de bioseguridad. Contar con la asistencia técnica de un médico veterinario.

12. Normas Relacionadas Con Las B.P.E la cual se establecen medidas para la prevención y control de la Encefalitis Equina Venezolana". Otras establecen medidas sanitarias para la prevención y control de la Influenza Equina y de la Anemia Infecciosa Equina". "Por la cual se establecen medidas sanitarias para la prevención y control de la anemia Infecciosa Equina en diferentes países del pacto andino como Colombia y Venezuela.

13. Fijar deberes con los animales y los protege de crueldad, tiene como disposición:

a. Prevenir y tratar el dolor y el sufrimiento de los animales.

b. Promover la salud y el bienestar de los animales, asegurándoles higiene, sanidad y condiciones apropiadas de existencia.

c. Erradicar y sancionar el maltrato y los actos de crueldad para con los animales.

d. Desarrollar programas educativos a través de medios de comunicación del Estado y de los establecimientos de educación oficiales y privados, que promuevan el respeto y el cuidado de los animales.

e. Desarrollar medidas efectivas para la preservación de los equinos de la fauna silvestre.

14. Buenas Prácticas en el Uso de los Medicamentos; Emplear únicamente productos con registro. El médico veterinario debe dejar por escrito una fórmula médica y avalada. Clasificar los medicamentos de acuerdo con su uso e indicación y almacenarlos bajo llave, siguiendo las instrucciones del rotulado; en bodegas o depósitos individuales separados de plaguicidas, fertilizantes o alimentos. Para la administración de medicamentos inyectables se recomienda la utilización de jeringas y agujas desechables. Los equipos para la administración de medicamentos orales, deben estar limpios y calibrados.

15. Buenas Prácticas Para La Alimentación Animal; El suministro de agua para los Equinos debe ser permanente, sin restricciones y en condiciones higiénicas. El

agua empleada en la alimentación animal, debe ser de una calidad tal, que no afecte la salud de los animales mantenidos en el predio. Los sitios de obtención y almacenamiento de agua deben ser protegidos de la contaminación. Los alimentos deben ser almacenados en bodegas destinadas exclusivamente para este fin, estas deben permanecer cerradas, para impedir el ingreso de plagas y animales.

16. Transporte Para proteger los animales, los vehículos deben contar con las condiciones adecuadas de ventilación, protección ante las inclemencias del tiempo y pisos antideslizantes. Se debe impedir el hacinamiento, los amontonamientos y agresiones entre animales. No movilizar animales enfermos, a no ser que se les movilice con fines terapéuticos o de tratamiento veterinario.

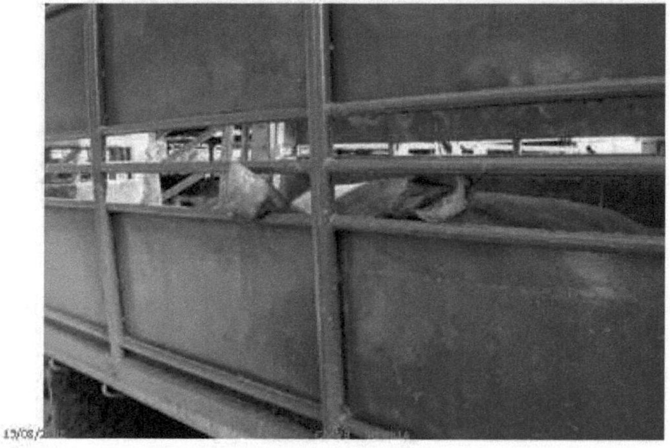

De allí la importancia de los centros educativos sobre todo la medicina veterinaria, la zootecnia, la producción animal, a nivel universitario o toda ciencia animal que trate con caballos y también a nivel técnico, y a nivel de educación media, primaria y preescolar, por eso en resumen, trata a los caballos como te gustaría que te traten, la culpa no es de ellos, JGVilla.

BEISBOL

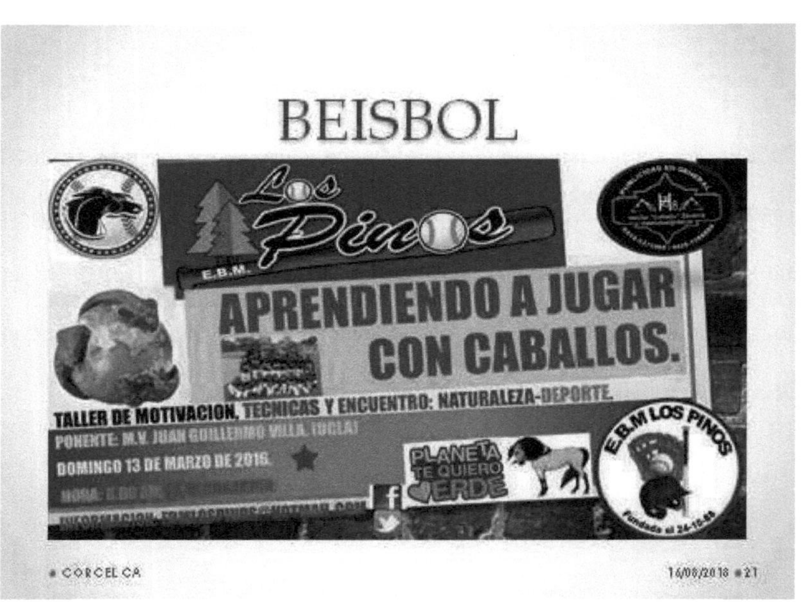

YARA RANCH

32

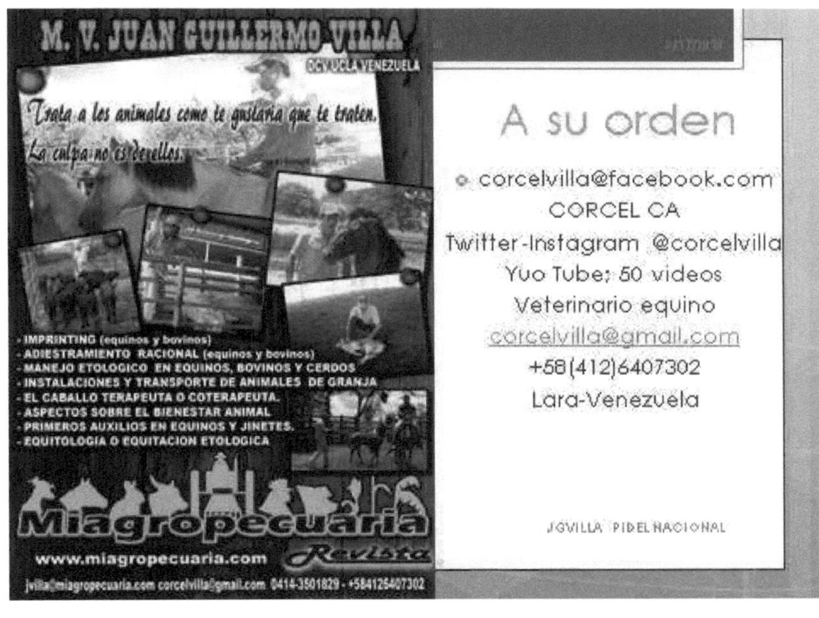

M. V. JUAN GUILLERMO VILLA
DGV UCLA VENEZUELA
Trata a los animales como te gustaria que te traten.
La culpa no es de ellos.
- IMPRINTING (equinos y bovinos)
- ADIESTRAMIENTO RACIONAL (equinos y bovinos)
- MANEJO ETOLOGICO EN EQUINOS, BOVINOS Y CERDOS
- INSTALACIONES Y TRANSPORTE DE ANIMALES DE GRANJA
- EL CABALLO TERAPEUTA O COTERAPEUTA.
- ASPECTOS SOBRE EL BIENESTAR ANIMAL
- PRIMEROS AUXILIOS EN EQUINOS Y JINETES.
- EQUITOLOGIA O EQUITACION ETOLOGICA
Miagropecuaria
Revista
www.miagropecuaria.com
jvilla@miagropecuaria.com corcelvilla@gmail.com 0414-3501829 - +584125407302
A su orden
corcelvilla@facebook.com
CORCEL CA
Twitter-Instagram @corcelvilla
Yuo Tube: 50 videos
Veterinario equino
corcelvilla@gmail.com
+58(412)6407302
Lara-Venezuela
JGVILLA PIDEL NACIONAL

BIBLIOGRAFIA

-Alianza Universidad AU 226, 1979. Niko Tinbergen, estudios de Etología (2) Madrid pág. (138).

-DALLA COSTA, E.; MURRAY, L.; DAI, F.; CANALI, E.; MINERO, M. Equine on–farm welfare assessment: a review of animal– based indicators. Anim. Welf. 23: 323–341. 2014

-Evans Nicholas. 1996, The horse Whisperer. Dell ficction, USA.

-HAREWOOD, E.J.; MCGOWAN, C.M. Behavioral and physiological responses to stabling in naive horses. J. Equine Vet. Sci. 25: 164–170. 2005

-Maier R, 2011. Comportamiento Animal, Un enfoque Evolutivo y Ecológico, 1 Ed. McGRAW-H, España Pág. (54).

-Sharon, L. &Katherine, Houpt, 1988 Principios de aprendizaje, Clínicas Veterinarias de Norteamérica, Práctica Equina, Comportamiento, INTERVET, Editorial Intermedica, Argentina (Pág. 1 y 32).

-Villa JG. 2007ab. Etología Animal. Equinos. Venezuela Equina 01 (02) 24.

-Villa JG, 2010. Selección y manejo de machos reproductores bovinos. Cuaderno Científico

Girarz 8. N. Madrid Bury (ed). Ed. Astro Data, Maracaibo, 243-246.

--Villa JG, 2011. Imprinting aplicada a la reproducción equina. Cuaderno Científico

Girarz 11. Reproduccion equina. Jorge Rubio Guillen (ed). Ed. Astro Data, Maracaibo,

Villa, JG, 2011. Técnicas Innovadoras en el Manejo y Bienestar Animal En, Innovación y

Tecnología en la Ganaderia doble Propósito. 2011. C Gonzalez-Stagnaro, N Madrid-Bury, E

Soto Belloso (eds). Fundación GIRARZ. Ediciones Astro Data S.A. Maracaibo, Venezuela. Cap. LIV: 526-534.

Villa JG. 2009b. Etología y Bienestar animal Vacunos. Agroservicios 10 (26): 36.

ÍNDICE